ŒUVRE LYONNAISE DES TUBERCULEUX INDIGENTS

Reconnue d'utilité publique, par décret en date du 5 août 1899

INSTITUT ANTITUBERCULEUX

CURABILITÉ ET TRAITEMENT

DE

LA TUBERCULOSE

L'INSTITUT ANTITUBERCULEUX D'HAUTEVILLE

CONFÉRENCE

Faite le 17 février 1900, au grand Amphithéâtre de l'ancienne Faculté des lettres
Palais Saint-Pierre.

PAR

Le Dr L. GUINARD

Chef des travaux de Thérapeutique à la Faculté de médecine de l'Université de Lyon.
Chef des travaux de Physiologie.
Chargé du cours de Thérapeutique générale à l'École vétérinaire.
Directeur désigné de l'Institut antituberculeux.

LYON

A. REY, IMPRIMEUR-ÉDITEUR DE L'UNIVERSITÉ

4, RUE GENTIL, 4

1900

ŒUVRE LYONNAISE DES TUBERCULEUX INDIGENTS

Reconnue d'utilité publique, par décret en date du 5 août 1899

INSTITUT ANTITUBERCULEUX

CURABILITÉ ET TRAITEMENT

DE

LA TUBERCULOSE

L'INSTITUT ANTITUBERCULEUX D'HAUTEVILLE

CONFÉRENCE

Faite le 17 février 1900, au grand Amphithéâtre de l'ancienne Faculté des lettres
(Palais Saint-Pierre).

PAR

Le Dr L. GUINARD

Chef des travaux de Thérapeutique à la Faculté de médecine de l'Université de Lyon.
Chef des travaux de Physiologie.
Chargé du cours de Thérapeutique générale à l'École vétérinaire.
Directeur désigné de l'Institut antituberculeux.

LYON

A. REY, IMPRIMEUR-ÉDITEUR DE L'UNIVERSITÉ

4, RUE GENTIL, 4

1900

ŒUVRE LYONNAISE DES TUBERCULEUX INDIGENTS

Reconnue d'utilité publique, par décret en date du 5 août 1899

INSTITUT ANTITUBERCULEUX

CURABILITÉ ET TRAITEMENT

DE

LA TUBERCULOSE

L'INSTITUT ANTITUBERCULEUX D'HAUTEVILLE

MESDAMES, MESSIEURS,

Avant d'aborder mon sujet, permettez-moi d'adresser mes plus vifs remerciements à la Société des Anciens Élèves de la Martinière, qui, en voulant bien accepter le patronage de cette conférence, me fournit une occasion exceptionnelle de traiter d'une question à laquelle on ne saurait trop consacrer de zèle et de dévouement, et me permet de signaler à un public éclairé, l'admirable mouvement de défense contre la tuberculose, qui s'accuse de tous côtés et se manifeste activement dans la région lyonnaise.

J'en profiterai, naturellement, pour parler d'une création nouvelle, celle de l'Institut antituberculeux, création d'autant plus intéressante qu'elle marquera, je crois, une date importante dans l'histoire de la lutte contre la terrible maladie.

Actuellement, de toute part, médecins et philanthropes, de même aussi que le public, commencent à se préoccuper beaucoup de tout ce qui touche à la phtisie ; voilà pourquoi, sans songer à vous exposer tout ce qu'il y aurait lieu de dire sur ce fléau, je m'efforcerai de vous faire connaître un des côtés les plus passionnants de la question, celui qui se rapporte à la curabilité et au traitement de la tuberculose.

Cependant, malgré la limite que je m'impose, il me serait impossible de vous intéresser complètement au sujet, si d'abord je ne vous montrais son importance, par quelques renseignements sur la somme des ravages que fait la maladie.

Quand on vous fait le récit d'une catastrophe qui, par un coup soudain du sort, a ravi des existences humaines, vous éprouvez un vif sentiment de compassion et vous plaignez de tout cœur les malheureux qui en ont été les victimes.

Si une maladie épidémique apparaît ou se réveille dans une grande agglomération, et fait quelques victimes, on s'inquiète, on en parle, on multiplie les précautions, et parfois même on s'affole plus que de raison.

Rappelez-vous ce qui, récemment, s'est produit à Lyon, à propos de l'apparition de la variole.

L'émoi a été si grand que le Bureau d'hygiène, envahi par une multitude de bras, qui venaient se présenter à la lancette des vaccinateurs, a failli être débordé.

L'émotion ne s'est calmée que sous l'influence de la dérivation produite par la grippe, qui sévit encore actuellement, et qui a fait à la variole une concurrence d'autant plus déloyale que celle-ci n'a pas disparu.

Quand on entend parler de diphtérie, de fièvre typhoïde, de scarlatine, etc., on s'effraie, on se renseigne sur la marche de l'épidémie, on suit la chronique médicale, et on prend ordinairement toutes les mesures reconnues bonnes pour éviter la contagion.

Eh bien ! qu'est-ce donc que la variole, la diphtérie, la fièvre typhoïde, la scarlatine, à côté de la tuberculose ? La mortalité occasionnée par ces différentes maladies va nous l'apprendre, et, pour cela, je vais vous citer quelques chiffres :

A Paris d'abord, de 1891 à 1897, il y a eu **83.274** morts par tuberculose, tandis que, dans le même temps, la diphtérie causait 6216 décès, la fièvre typhoïde 3216, la scarlatine 1101 et la variole 558 seulement.

Pour Lyon, j'ai relevé et additionné les statistiques de 1890 à 1899, statistiques de dix années, par conséquent, et j'ai trouvé : sur une mortalité totale de 92.469 habitants — comprenant toutes les causes de mort — **15.011** décès par tuberculose, 1535 par diphtérie, 943 par fièvre typhoïde, 259 par scarlatine, 47 par variole. J'ai emprunté ces documents aux bulletins sanitaires du *Lyon médical*.

Puisque j'en suis aux chiffres, afin de ne pas avoir à y revenir, permettez-moi de vous en citer encore quelques-uns, qui achèveront de vous donner la mesure du mal que fait la tuberculose.

Et d'abord, on vous dira partout que la moyenne des décès occasionnés annuellement, en France, par la tuberculose, est de **150.000**, et que cette maladie compte à son actif le **cinquième** de la mortalité globale, dans notre pays.

Consultez le rapport récemment publié par la Préfecture de la Seine, sur la mortalité parisienne en 1897, vous y verrez que, sur une population de 2.511.629 habitants, il est mort, pendant cette année, 46.988 individus de tout âge, dont **12.314**, *soit le quart*, ont succombé à la tuberculose.

Mais ce n'est pas tout: sur ce même rapport vous pourrez contater que les pertes les plus importantes portent sur des individus âgés de vingt à quarante ans, sur des sujets qui sont, par conséquent, à l'âge du plein rendement social. En effet, au cours de l'année 1897, à elle seule, la tuberculose a tué **60,2** pour 100 des gens morts de vingt à quarante ans, et des Parisiens disparus entre vingt et trente ans, *2 sur 3* étaient des tuberculeux.

Les épidémies les plus meurtrières et les plus effrayantes n'arrivent pas, même quand elles sévissent avec le plus d'intensité, à noircir leur tableau comme le fait la tuberculose. La peste et le choléra sont devancés par elle. Ainsi, pendant l'épidémie cholérique de 1866-67, on n'a enregistré que 120.000 victimes — 120.000 victimes en deux ans, au lieu de 150.000 par an !

Je crois, Mesdames, Messieurs, que, si vous ne l'étiez pas déjà, vous voilà maintenant édifiés sur la sinistre besogne qu'accomplit la tuberculose; j'estime même que ce serait atténuer la portée des chiffres que je viens de vous soumettre, que de les accompagner de commentaires quelconques. Je passe donc. Mais, franchement, croyez-vous qu'il n'y a pas de quoi s'émouvoir? Pensez-vous que c'est sans motif que ceux qui, à des titres spéciaux, ont le devoir de s'intéresser à la protection de l'existence humaine, ont songé à se liguer contre le fléau dévastateur et à multiplier les moyens de défense à lui opposer?

Non certes, et il est même tout simplement étonnant que l'opinion publique, qui s'affole si facilement à la moindre catastrophe et à la moindre menace de la plus légère épidémie, soit restée et reste encore aussi calme en présence du péril tuberculeux, qui sévit et menace constamment.

Tout n'est donc vraiment qu'habitude! Eh bien, cette habitude-là est funeste: cette quiétude imprévoyante, cette impassibilité souvent imprudente que l'on affecte généralement à l'égard de la tuberculose, avec laquelle on vit depuis si longtemps qu'on a fini par l'accepter pour commensale ordinaire, sont des plus dangereuses.

Nous devons tous réagir, car il y a mieux à faire que de compter les morts.

La lutte contre la tuberculose.

Il faut faire autour du fléau assez de bruit, pour vaincre l'inertie de la masse! Il faut le présenter comme un mal social, comme une question nationale d'où dépend l'avenir de notre race, et obtenir même de l'État qu'il intervienne, directement, dans les mesures à prendre.

Il importe de vulgariser l'idée de la redoutable contagiosité de la tuberculose, et de répandre dans le public la notion des procédés de protection et de prophylaxie à lui opposer.

Des moyens de propagation et de transmission de la tuberculose. Comment on prend la maladie et où se trouve le germe.

Il faut convaincre tout le monde que le germe de la maladie, *le fameux bacille de Koch*, a des moyens de transmission et de propagation évitables: qu'il se communique et se transmet surtout *par l'intermédiaire des crachats* desséchés ou humides, disséminés dans l'air à l'état de poussières ou de fines gouttelettes liquides.

Il faut faire savoir que l'on peut contracter la maladie *par la salive* que projettent les malades qui éternuent, toussent ou parlent; *par les rapports médiats ou immédiats*, de quelque nature qu'ils soient, avec les tuberculeux; au moyen des objets, vêtements et ustensiles divers qui leur ont servi.

On ne doit pas laisser ignorer que le germe peut encore se rencontrer *dans certains aliments*, dans la viande et surtout *le lait* provenant d'animaux atteints de la maladie.

Il faut dire partout et proclamer très haut qu'il est des causes remarquablement prédisposantes à la tuberculose, et notamment : *l'entassement dans des logements étroits, insalubres et malsains*[1] ; les privations de tous genres, surtout celles qui portent sur la nourriture et ont pour conséquence l'affaiblissement de la résistance organique ; les fatigues physiques, les préoccupations morales, le surmenage sous toutes ses formes, les ennuis, la misère et, autre fléau social actuel, l'**alcoolisme**.

Causes favorables et prédisposantes à la contagion tuberculeuse.

L'alcoolisme, en effet, ne se contente pas d'être, par lui-même, un danger redoutable, il prépare encore l'individu à contracter la tuberculose, en le mettant dans des conditions de résistance extrêmement défectueuses. Chez l'alcoolique, la tuberculose pulmonaire évolue rapidement et aboutit assez vite à la forme ulcéreuse et cavitaire. Sur 17 phtisiques de son service hospitalier, le Dr L. Jacquet en trouve 16 qui ont subi une alcoolisation forte, plusieurs années avant les premières atteintes de la maladie. Les statistiques de Barbier sont également très frappantes, et démontrent que 98 o/o des tuberculeux hospitalisés à Paris sont des alcooliques. — Il est bon de remarquer, mais ça n'enlève rien à la valeur des faits, que ces statistiques portent sur des individus hospitalisés et appartenant, par conséquent, à la classe de la société où l'alcoolisme fait le plus de ravage ; mais on constate aussi que c'est celle où la tuberculose fait le plus de victimes.

Alcoolisme et tuberculose.

N'est-il pas important de signaler cette sorte d'alliance entre l'alcoolisme et la tuberculose, ces deux terribles fléaux qui déciment notre race et que l'on doit combattre avec tant d'énergie. Mais je reviens à la tuberculose et je dis encore :

Il faut apprendre à tous, principalement aux pères et mères de famille, à tous ceux qui ont la charge de l'éducation, de la surveillance ou des soins à donner aux enfants et adolescents, qu'il *est des organismes prédisposés à contracter la tuberculose*.

Organismes prédisposés à la tuberculose.

---

[1] Dans une récente conférence faite à la Société des Amis de l'Université de Paris, sous la présidence de M. Casimir-Perier, M. le professeur Brouardel a justement insisté sur le rôle de l'insalubrité des logements dans la propagation de la tuberculose, et, avec preuves à l'appui, il a démontré combien il était urgent de modifier la loi sur les logements insalubres et de lui donner une sanction applicable.

des terrains humains qui, d'une façon acquise ou innée, sont aptes à recevoir le bacille de Koch.

Le professeur Landouzy a, depuis longtemps déjà et tout récemment encore, insisté sur ces prédispositions naturelles ou acquises et rappelé que doivent être considérés comme des candidats à la tuberculose : les individus qui ont subi les atteintes de maladies infectieuses diverses ; les anciens varioleux, les trachéotomisés à la suite du croup, les adolescents qui ont grandi rapidement et sont restés minces, fluets et maigres : les enfants malingres et chétifs, débiles-congénitaux, issus de parents tuberculeux, saturnins ou **alcooliques** ; enfin, détail curieux, les sujets roux, réalisant le type que Landouzy qualifie de *vénitien*.

De l'utilité de bien connaître les prédisposés.

Ces prédispositions, qui assurément ne sont pas fatales, doivent être connues, parce que, *tenu en éveil par les indications qu'elles donnent, on pourra prévenir le mal* par l'hygiène, par une surveillance attentive et minutieuse qui, dépistant les premiers signes dès leur apparition, permettra de prendre toute mesure hygiéno-diététique ou thérapeutique convenable.

Prévenir le mal, n'est-ce pas le meilleur moyen de le combattre ?

A l'audition de l'énoncé qui précède, vous avez peut-être eu l'impression d'une exagération quelconque ; on a tant de tendances à ne pas prendre au sérieux les multiples épouvantails de la médecine !

Or, croyez-le bien, il ne s'agit pas là de vaines constatations : la meilleure preuve, que les causes médiates ou immédiates de la contagion et de la prédisposition tuberculeuses sont multiples, se trouve encore *dans la fréquence même de la maladie*. Vous pourrez en juger dans un instant.

Du rôle de l'Etat dans la lutte contre la tuberculose.

Mais je vous disais aussi que, dans la lutte contre la tuberculose, l'Etat peut et doit intervenir. En effet, il peut prescrire des mesures d'hygiène générale ; il peut agir sur les collectivités et édicter des règlements avec sanctions applicables ; il a les moyens de faire surveiller et modifier la disposition des quartiers et logements insalubres, de faire prendre et appliquer telles mesures convenables pour prévenir la contagion, partout où, à chaque instant, elle nous menace : dans les établissements publics, dans les salles de réunion, dans les théâtres, dans les gares, dans les grands magasins, dans les wagons, dans les voitures, les tramways, etc., etc.

L'État doit intervenir *en encourageant, par tous les moyens, les efforts de l'initiative privée,* qui jusqu'à présent paraît être la seule à avoir fait œuvre utile en faveur des tuberculeux. Il ne doit pas refuser son concours à la campagne ouverte de toute part contre le fléau ; car il ne s'agit pas d'une simple question philanthropique, mais d'une grave question sociale, d'une question où, je le répète, l'avenir de la population française et de notre race est sérieusement engagé.

C'est même, comme le dit M. Fleury Ravarin, une question démocratique au premierchef, puisque, si la tuberculose atteint toutes les classes de la société, elle frappe particulièrement la classe pauvre et fait le plus grand nombre de victimes dans les familles ouvrières.

Le gouvernement, d'ailleurs, paraît décidé à intervenir; il y a un premier pas de fait : M. le Ministre de l'intérieur a nommé une commission extra-parlementaire de quarante membres, chargée d'étudier les moyens de prophylaxie et de défense contre la tuberculose, et, le 22 janvier 1900, cette commission a tenu sa première réunion sous la présidence de M. Waldeck-Rousseau.

On ne peut qu'applaudir sans réserve à cette initiave gouvernementale, qui, suivant l'expression de M. Letulle, ouvre l'ère de la lutte officielle contre le bacille. Espérons que la Commission de la tuberculose, qui comprend dans son sein des hommes et des savants éminents, est bien décidée à pousser activement ses travaux et délibérations, car, autrement, elle ne représenterait qu'un rouage dont se serait pourvu le gouvernement, rouage dont le moindre inconvénient serait peut-être de ralentir l'action de l'initiative privée et la mise en vigueur de projets et de moyens de défense reconnus d'une efficacité immédiate.

Par des études bien faites, par des vœux motivés et appuyés de toute l'autorité qu'on lui accorde, la Commission peut exercer une influence considérable sur les prescriptions et mesures à employer dans la lutte contre la tuberculose.

Mais, pour ne pas trop perdre de vue notre sujet, voyons où en est actuellement la question de la curabilité et du traitement de la phtisie.

La curabilité de la tuberculose est certaine.

D'abord, peut-on guérir de cette maladie ?

Pendant longtemps on en a douté, et encore aujourd'hui, dans le public, il n'est guère admis qu'il soit possible d'obtenir souvent un tel résultat. Eh bien, nous devons être plus rassurants, et, tout en enregistrant le nombre considérable des insuccès et des pertes, nous devons proclamer très haut que, dans certaines conditions, *la tuberculose pulmonaire est curable*.

Un des maîtres les plus autorisés de la médecine française, M. le professeur Bouchard, a dit : « Cette maladie, qui s'acharne sur l'humanité, est curable dans le plus grand nombre des cas. »

Oui, la tuberculose est curable, et, malgré les ravages épouvantables qu'elle fait, le principe de sa curabilité ressort de cette seule considération que, si tous les sujets plus ou moins en puissance de bacilles et de tubercules étaient destinés à devenir phtisiques, nous arriverions à des chiffres de mortalité de beaucoup supérieurs à ceux que nous citions plus haut ; les décès occasionnés par la phtisie pourraient atteindre la proportion de 80 pour 100 dans la mortalité, et peut-être plus.

Combien de fois n'a-t-on pas vu des enfants, des adolescents, des jeunes gens qui ont toussé et craché le sang, que les médecins et leur famille croyaient voués à une mort certaine, qui ont repris le dessus et se sont trouvés bien vivants, vingt, trente ou quarante ans après avoir été condamnés !

Dans les salles d'autopsie, il est fréquent, chez des individus de tout âge, voire même chez des vieillards, morts de maladies absolument étrangères au bacille de Koch, il est fréquent, dis-je, de rencontrer des lésions tuberculeuses anciennes et bien guéries.

MM. Brouardel et Letulle disent avoir trouvé des tubercules cicatrisés chez 50 pour 100 des sujets autopsiés par eux. Nathalis Guillot, à Bicêtre, porte ce chiffre à 60 pour 100. On peut donc affirmer, sans exagération, que plus de la moitié des humains a des lésions tuberculeuses, contre lesquelles, heureusement, beaucoup se défendent assez bien. Ce sont là des faits que Ribard a parfaitement su faire ressortir, dans son excellent petit livre de vulgarisation intitulé : *la Tuberculose est curable*.

Enfin, quel est le médecin, en dehors même des spécialistes, qui, au cours de sa carrière, n'a pas vu guérir des tuberculeux ?

Je le répète donc, la tuberculose est curable, mais il importe cependant de bien s'entendre sur les conditions de sa guérison.

Au Congrès pour la lutte contre la tuberculose, tenu à Berlin du 24 au 27 mai 1899, Curschmann a déclaré qu'au point de vue strictement anatomique, *la guérison des accidents pulmonaires est un fait extrêmement rare*, sinon exceptionnel, mais ce qui est fréquent, dit-il, c'est l'arrêt du processus morbide avec cicatrisation des lésions, oblitération et transformation de la partie du poumon envahi, *emprisonnement des microbes sur place*, microbes qui sont, ainsi, mis dans l'impossibilité de nuire aux parties encore saines.

Les malades chez lesquels survient cet arrêt du processus tuberculeux peuvent être considérés, au point de vue clinique, comme guéris ; leur état général se relève ; ils reprennent leur force, leur vigueur, un état de santé aussi satisfaisant que possible et sont ainsi sauvés.

Dans d'autres circonstances, la guérison n'est pas aussi complète : le processus pathologique ne s'arrête pas, il progresse toujours, mais si lentement, que, l'état général restant relativement bon, *le malade résiste et peut vivre longtemps sans être jamais complètement rétabli*.

En somme, si la curabilité de la tuberculose est une vérité inattaquable, on ne doit pas oublier qu'elle dépend d'une foule de conditions et de circonstances qu'il est utile de bien indiquer.

Et d'abord, la guérison est d'autant plus sûre que la maladie est à une période moins avancée. Des chiffres vous le prouveront plus loin.

Les tuberculoses récentes, commençantes, unilatérales, doivent sûrement guérir, surtout si, par des moyens judicieux, on s'arrange

Conditions de curabilité de la tuberculose.

pour favoriser les défenses organiques. Il n'en est pas de même des tuberculoses avancées et anciennes.

De là l'importance du diagnostic précoce; de là la nécessité pour chacun, et particulièrement pour ceux qui ont quelques raisons d'être suspectés, de se faire examiner et soigner dès les premières atteintes, au moindre soupçon du mal.

Mais quel que soit son degré, dans la généralité des cas, *quand la tuberculose guérit, elle guérit spontanément, elle guérit toute seule et par les seuls efforts de la nature*, plus ou moins secondés par certaines influences dont nous aurons à parler.

Alors, que devient son traitement, et quel peut-il être ?

Dans l'état actuel de nos connaissances cliniques et thérapeutiques, on peut le réduire à ce terme : « **Faciliter, favoriser les efforts de la défense organique et de la nature médicatrice.** »

On n'a pas mieux à faire aujourd'hui, et les résultats les plus favorables sont ceux que l'on inscrit à l'actif du traitement hygiénique et diététique, aidé au besoin, et dans certains cas seulement, par la thérapeutique médicamenteuse.

Hippocrate faisait presque aussi bien, puisqu'il recommandait déjà aux phtisiques « la vie sobre, l'exercice modéré et le régime approprié ».

C'est dans la même voie que se sont engagés aussi les médecins allemands, Brehmer et Dettweiler, auxquels nous devons l'indication précise du seul traitement rationnel que l'on possède encore pour la tuberculose.

Ce traitement, Brehmer l'a ainsi formulé :

Repos étendu.

Aération et respiration à l'air libre.

Suralimentation.

Voilà la trilogie ! Voilà les trois facteurs avec lesquels, actuellement, on peut espérer traiter et guérir la tuberculose pulmonaire.

Mais comment, dans quelles conditions et dans quelle mesure ce traitement peut-il être appliqué?

Pour les privilégiés de la fortune, pour les gens aisés, c'est

— 13 —

extrêmement simple ; ils trouveront toujours, et pour cela les
conseils du médecin les guideront au besoin, l'endroit favorable
où, à une bonne alimentation, ils pourront associer le repos et
la respiration au grand air.

En France, sur les côtes de la Méditerranée, dans une série de
stations que l'on trouve le long des contreforts des Alpes-
Maritimes : de Hyères à Cannes, Nice et Menton : dans certains
pays de montagne : en Corse ; dans nos colonies algériennes, les
régions abondent où les tuberculeux pourront se soumettre, avec
grand profit, aux trois facteurs qui constituent la base essentielle
du traitement de leur maladie.

Ils ont même la facilité, étant donné les ressources dont ils
disposent, de pouvoir choisir, suivant les cas, le pays où, à ces
trois facteurs principaux il leur sera possible d'ajouter ce que le
professeur Landouzy appelle les *adjuvants thérapeutiques*, adjuvants dont il faut se garder de méconnaître la valeur, et qui se
trouvent dans les influences d'altitude et de climat, dans les
propriétés diverses de certaines stations thermales et minérales,
dans certaines cures médicamenteuses spéciales.

Il faut bien savoir, en effet, que si le traitement de la tuberculose pulmonaire peut être réalisé partout où il existe un air pur,
et où les variations de la température ne sont pas trop brusques,
*il est singulièrement favorisé par certaines influences physiques
et climatériques, notamment par l'altitude.*

A propos de la *suralimentation*, qui joue un rôle capital dans
le traitement de Brehmer, je dois rappeler que, cliniquement,
M. Debove en a très bien établi l'efficacité chez les tuberculeux :
de plus, je dois ajouter encore que, depuis bien longtemps, on
préconise la *viande crue* dans le régime alimentaire des individus
menacés ou atteints de tuberculose, et qu'on paraît en avoir obtenu
d'heureux résultats.

MM. Richet et Héricourt qui, avec une persévérance au-dessus
de tout éloge, poursuivent, depuis plus de onze ans, des études
de thérapeutique expérimentale sur la tuberculose, ont cherché à
vérifier les données de la clinique, sur l'influence de l'alimentation
carnée dans l'évolution de cette maladie.

Ils ont soumis des chiens au régime exclusif et intensif de la viande crue et, les inoculant de tuberculose, simultanément avec des chiens témoins. ils ont enregistré, de leur côté, une résistance et une survie très notables.

Sur 10 chiens au régime carné. 5 sont morts tuberculeux, tandis que, sur 12 témoins au régime ordinaire, 12 sont morts. La moyenne générale de survie, pour les 10 sujets qui absorbaient de la viande crue, a été de 240 jours. tandis qu'elle n'a été que de 41 jours, pour les témoins au régime habituel.

Ces résultats, que nous n'interpréterons pas ici, méritaient d'être cités parce qu'ils démontrent comment certains faits d'observation, depuis longtemps enregistrés par la clinique, peuvent être confirmés par les conclusions formelles et précises de l'expérimentation.

Mais je reviens à mon sujet et je constate que, pour les gens riches ou aisés, l'application du traitement rationnel de la tuberculose ne souffre aucune difficulté; le médecin peut toujours agir.

Application de la formule de Brehmer aux tuberculeux de la classe ouvriere et aux indigents.

Beaucoup plus complexe devient la question quand il s'agit des tuberculeux de la classe ouvrière, de la masse du peuple. de l'ensemble des gens qui vivent, au jour le jour, sur un traitement ou sur un salaire juste suffisant, des indigents et des pauvres. Pour ceux-là, comment concevoir la réalisation de la formule qui constitue le seul traitement rationnel à leur prescrire ?

N'ayant ni le temps, ni les moyens de se soigner. alors qu'il importerait essentiellement qu'ils puissent le faire, dès les premières atteintes du mal. ils attendent. poursuivent leur existence journalière, souvent faite de misère et de privations forcées ; ils continuent de travailler autant qu'ils le peuvent, et c'est seulement quand ils sont trop malades, quand ils ne peuvent plus lutter. qu'ils se présentent à l'hôpital, où ils sont reçus, le plus souvent. trop tard pour être utilement soignés.

D'ailleurs, pour les tuberculeux, même curables, l'hôpital n'est pas le lieu qui convient; ils ne peuvent y trouver ni l'air pur, ni le repos complet, ni la suralimentation sans lesquels le traitement de leur maladie n'existe pas. Ils y reçoivent certainement, des soins dévoués, mais, dans l'impuissance où l'on est généralement

de faire pour eux quelque chose de vraiment utile, on s'efforce
d'améliorer leur état ; on y parvient rarement ; aussi, finalement,
et après un temps plus ou moins long, ils meurent.

Mais l'espoir de leur venir en aide existe maintenant, et se
trouve dans l'idée du sanatorium populaire, idée féconde en
résultats heureux, si l'on en juge par ce que ces établissements
ont déjà donné dans les pays où ils sont nombreux, en Allemagne
et en Suisse notamment.

Le Sanatorium populaire, procédé de cure et de prophylaxie.

Pour le tuberculeux indigent, le sanatorium est l'endroit où,
d'une façon méthodique et disciplinée, le traitement rationnel sera
appliqué et ordonnancé : c'est l'asile où, non seulement on lui
apprendra à se soigner en le guérissant, mais où on lui enseignera
les moyens de ne pas devenir un danger pour les autres.

Il se présente donc sous ce double aspect : procédé de cure
pour les malades ; procédé de prophylaxie et de protection pour
ceux qui ne sont pas contagionnés.

Le sanatorium peut avoir les apparences d'un hôpital, par ce
fait que les malades y sont réunis en grand nombre et soumis à
une surveillance médicale immédiate et étroite, mais *ce n'est pas
un hôpital.*

Il n'a rien de l'allure particulière des établissements hospitaliers,
et représente plutôt un lieu de plaisance, où le déshérité, atteint
par la tuberculose, trouve en abondance le calme absolu, la
tranquillité morale et physique la plus complète, le repos, la
respiration d'un air pur, une alimentation copieuse et d'excel-
lente qualité.

Le sanatorium est installé à la campagne, dans un site agréable
autant que possible, dans un pays où les variations hygro-
métriques et thermométriques sont modérées : dans un pays
exempt de brouillards.

Installation et organisation d'un Sanatorium.

Pour assurer la qualité de l'air, on choisit de préférence *une
altitude et le voisinage des forêts.* — L'établissement, construit
suivant toutes les règles de l'hygiène, est orienté de façon à être
garanti contre les courants atmosphériques et protégé surtout
contre les vents du nord.

A ces facteurs indispensables s'ajoutent tous les moyens de
chasser l'ennui : à l'intérieur et dans les dépendances immédiates

des bâtiments, des chambres propres, gaies et bien aérées; des galeries de cure couvertes, larges et spacieuses, bien protégées contre les vents, pourvues de confortables chaises longues, où les malades peuvent s'étendre et prendre le maximum d'air tout en se reposant.

Hors des bâtiments, la possibilité de promenades dans un parc ombragé, où des bancs, abrités par le feuillage, invitent à l'inaction salutaire: une forêt voisine où, dans le, milieu du jour, on peut trouver la fraîcheur et respirer l'air revivifié par la végétation.

Tel est, en esquisse, l'aspect sous lequel se présente le sanatorium; et peut-on dire, après cela, qu'il rappelle en quoi que ce soit un hôpital?

Vous voilà donc renseignés sur les moyens; voyons les résultats. Les Allemands, à cet égard, sont très optimistes, et nous annoncent que, grâce à la cure au sanatorium, *70 pour 100* des tuberculeux, voués à une mort certaine, sont rendus à la société, *guéris ou considérablement améliorés*.

C'est très beau et très encourageant; aussi n'a-t-on pas manqué de dire que ce chiffre était exagéré, en objectant que tous les individus traités dans les sanatoria allemands ne sont pas des tuberculeux. M. Thoinot, notamment, dans une lettre publiée par le journal *le Temps*, le 8 février 1899, prétend que, sur 100 malades présents dans les sanatoria, il y en a certainement 50 chez lesquels le diagnostic de tuberculose n'est pas certain, et que ce sont ces 50 là qui fournissent le plus clair des belles statistiques produites. S'il en était ainsi, nous n'aurions plus que 20 pour 100 de guérisons ou d'améliorations : or, ce chiffre est certainement bien en dessous de la vérité.

La première statistique venue nous le prouvera, et en particulier celle du sanatorium de Dannenfels, où l'on ne reçoit que des tuberculeux *chez lesquels on trouve des bacilles de Koch dans les crachats*.

Or, sur 100 ouvriers soignés dans ce sanatorium, nous relevons, d'après le Dr Westhoven : Guéris, 21; très améliorés, presque guéris, 16; améliorés, 12; améliorés puis revenus au sanatorium, 4 : ce qui, au total, nous donne au moins 49 résultats heureux ou *satisfaisants*.

Quant aux autres malades. 3 étaient encore en traitement, 15 sont sortis du sanatorium avant la fin du traitement et ne sauraient compter dans le pourcentage. mais 29 sont morts. En somme, en mettant tout au point. nous avons encore du 57.6 pour 100.

A côté de cette statistique. il me paraît intéressant de citer celle dans laquelle le Dr Exchaquet fait connaître les résultats du traitement de la tuberculose au sanatorium de Leysin.

La première année d'activité de Leysin compte 79 tuberculeux :

A. — Malades du premier degré, 15 :

    Guéris. . . . . 8 = 53.3 pour 100
    Améliorés. . . . . 5 = 33,3 —
    Stationnaires. . . . . . . 2 = 13,3 —

B. — Malades du second degré, 22 :

    Guéris. . . . . 2 = 9,09 pour 100
    Améliorés. . . . . 19 = 86,3 —
    Stationnaire. . . . . . . 1 = 4,5 —

C. — Malades du troisième degré, 42 :

    Améliorés. . . . . 21 = 50 pour 100
    Stationnaires. . . . . . . 7 = 16,6 —
    Aggravés. . . . . 10 = 23,8 —
    Décédés. . . . . 4 = 9,5 —

Pour le deuxième exercice. du 1er mai 1897 au 30 avril 1898, 146 malades ont été soumis au traitement: les résultats obtenus se sont ainsi répartis :

A. — Malades du premier dégré, 47 :

    Guéris. . . . . 26 = 55 pour 100
    Améliorés. . . . . 17 = 36 —
    Aggravés. . . . . 2 = 4 —
    Stationnaires. . . . . . . 2 = 4 —

B. — Malades du second degré, 70 :

Guéris.	6 =	9 pour 100
Améliorés.	48 =	68 —
Aggravés.	5 =	7 —
Stationnaires	7 —	10 —
Morts.	4 —	6 —

C. — Malades du troisième degré, 20 :

Guéri.	1 =	5 pour 100
Améliorés.	13 =	41 —
Aggravés.	5 =	17 —
Stationnaires.	8 =	27 —
Morts.	3 =	11 —

Il est certain que, dans l'appréciation de ces résultats, il y a lieu de tenir compte des vues personnelles du médecin qui les a observés et a classé les malades ; on ne sait pas non plus ce que l'avenir a pu réserver aux sujets considérés comme guéris. Malgré cela, dans l'ensemble, le résultat obtenu est extrêmement encourageant. Etant donné ce que déjà nous avons dit et ce que nous dirons encore sur les conditions de curabilité de la tuberculose, les chiffres et le pourcentage, se rapportant à chaque catégorie de malades, sont intéressants à examiner comparativement ; mais il nous semble inutile de le faire ; les conclusions ressortent toutes seules.

La cure au sanatorium représente donc bien un traitement de choix, et l'on ne peut que souhaiter ardemment la multiplication rapide de ces établissements.

Du reste, à côté des avantages que je viens de faire connaître et qui sont immédiatement profitables aux malades, le sanatorium en offre beaucoup d'autres d'un ordre plus général. C'est d'abord un merveilleux instrument dans la lutte contre la propagation de la tuberculose, par l'isolement qu'il réalise d'individus souvent dangereux. Ensuite, par la discipline qui y règne en maîtresse et qui donne au malade l'indication méthodique de ce qu'il doit faire, le sanatorium est une école où le tuberculeux reçoit des leçons de choses, où il apprend à se soigner, où il est

instruit des dangers réels de la maladie dont il est atteint et des
précautions de propreté, d'hygiène et de désinfection qu'il doit
observer pour ne pas la transmettre aux autres.

C'est pour toutes ces raisons que la cure de la tuberculose en
sanatorium est de beaucoup supérieure aux cures d'air subies
isolément et librement, car le tuberculeux guéri ou amélioré,
qui revient chez lui, y apporte des principes solides acquis par
l'expérience, principes auxquels il se conformera d'autant mieux.
qu'il sait parfaitement ce que l'on doit en attendre et les résultats
qu'ils donnent.

Or, faisant abstraction de quelques sanatoria privés et des
établissements destinés à recevoir les enfants tuberculeux ou
prédisposés à la tuberculose (Hôpital d'Ormesson, Hôpitaux
marins. Hôpital Renée Sabran. etc.), nous sommes obligés
d'avouer qu'à ce jour, il n'y a pas. en France. un seul sanatorium
populaire pour adultes qui fonctionne; mais un grand mouvement
en leur faveur est en train de s'accuser. et je déclare. avec la plus
grande satisfaction, que c'est dans la région lyonnaise qu'il a
produit son premier effet utile. Le sanatorium d'Hauteville, en
effet. dont la création est due à l'Œuvre lyonnaise des tuberculeux indigents. est aujourd'hui achevé et va ouvrir très prochai-
nement ses portes aux cent dix malades qu'il peut recevoir.

Avant Paris. qui attend l'achèvement de l'organisation du
sanatorium d'Angicourt. Lyon pourra. dans quatre ou cinq mois,
mettre à la disposition des indigents le seul moyen rationnel que
l'on possède actuellement de guérir la tuberculose.

Soyons-en fiers, et rendons sans réserve un hommage recon-
naissant aux hommes de bien et de dévouement à qui nous
devons cela.

Leurs noms, vous les connaissez déjà, mais je vous les rappelle
pour qu'ici même nous proclamions encore tout le mérite qui
leur revient. C'est M. Herman Sabran, président du Conseil
d'administration des Hospices de Lyon. dont le dévouement aux
œuvres humanitaires et charitables est sans limite: c'est M. Félix
Mangini, président de l'Œuvre lyonnaise des tuberculeux, qui a
tant fait. déjà, pour améliorer le sort et l'existence des humbles ;
c'est mon excellent collaborateur et bon ami, M. le Dr Frédéric

Dumarest, à qui revient l'idée première de la création du sanatorium à Hauteville, et que nous verrons à la tête de cet établissement comme médecin-directeur. — Ce sont là les initiateurs et les promoteurs de l'Œuvre, mais je n'oublie pas tous ceux qu'il est impossible de citer et qui ont été ses généreux donateurs et bienfaiteurs.

L'exemple de nos distingués compatriotes a d'ailleurs eu des imitateurs : l'initiative privée, sollicitée par des médecins et des philanthropes, s'est partout révélée très active, et maintenant nous avons, à Paris, la Société des sanatoria populaires pour tuberculeux adultes, à Nancy, à Lille, au Havre, à Rouen, à Amiens, au Mans, à Orléans, à Bordeaux, etc., des associations charitables qui sont toutes prêtes à poser la première pierre de sanatoria nouveaux.

L'élan est donc donné, mais je ne puis me dispenser de vous faire constater encore que, dans cette grande lutte engagée contre le fléau, c'est l'initiative privée qui s'est montrée la plus admirable par son inépuisable charité, sa décision et son dévouement.

Nos vœux, en faveur de la multiplication des sanatoria, sont donc en bonne voie de réalisation : mais il y en a encore d'autres à émettre.

Un des plus importants, c'est que l'on arrive à vulgariser la crainte de la tuberculose au point d'amener les malades et tous ceux qui les entourent à dépister le mal dès ses toutes premières et plus légères atteintes.

Conditions du traitement des tuberculeux au Sanatorium. — Choix des malades.

En effet, je vous l'ai déjà dit, mais je dois le répéter, car c'est un principe de la plus haute importance.

L'amélioration ou la guérison de la tuberculose ne peut être espérée ou garantie que chez les sujets à l'extrême début du mal, que chez les individus qui n'ont pas dépassé le premier degré de l'affection.

En d'autres termes, la trilogie hygiéno-thérapeutique, dont nous avons parlé, la cure d'air, de repos et de suralimentation n'est vraiment profitable qu'aux sujets dont la tuberculose est réellement peu avancée.

Aux médecins-directeurs des sanatoria incombe alors le lourd et pénible devoir de se montrer sévères, et de refuser tous les malades qui, sans aucun profit réel pour eux-mêmes, occuperaient, s'ils étaient reçus, des places si précieuses au contraire pour ceux qui se trouvent dans des conditions favorables.

Il est donc des malheureux — et il y en aura probablement toujours — qui, atteints d'une phtisie trop ancienne ou trop grave, n'ont toujours que la perspective de l'hôpital, où ils n'ont presque jamais l'espoir de guérir.

Il y a et il y aura des infortunés, de toutes classes, auxquels on dira : « Nous ne pouvons rien faire d'efficace pour vous. »

Mais ce n'est pas tout : il existe aussi certaines formes de tuberculoses: tuberculoses méningées, tuberculoses abdominales, tuberculose miliaire par exemple, en présence desquelles le médecin est absolument désarmé.

Puis enfin, ne savons-nous pas que, malgré l'hygiène, malgré la cure d'air, malgré le repos et la suralimentation, malgré des soins dévoués, donnés dès la première heure et avec une prodigalité inouïe, malgré tout, il est des tuberculeux qui n'ont pu se défendre et n'ont pas pu être arrachés à la mort.

Dans certains cas, l'impuissance est donc complète, car, il ne faut pas le dissimuler, *le traitement spécial de la tuberculose n'existe pas ;* la science ne possède pas le remède immédiat et efficace à lui opposer.

Avec le sanatorium, on est parvenu à diminuer la mortalité, mais pas dans les proportions que l'on peut et doit espérer ! Remarquez, en effet, qu'en raison du principe cité plus haut, les pourcentages que je vous ai indiqués ne portent que sur des individus choisis parmi les tuberculeux; tous les malades avancés et les presque condamnés en sont complètement exclus.

Au sens exact du mot, la cure hygiéno-diététique et le sanatorium ne constituent pas un traitement.

Basés sur le principe de la curabilité spontanée de la maladie, ils secondent les efforts des fonctions de défense de l'organisme, ils viennent en aide à la nature médicatrice, ils favorisent la tendance naturelle que le tuberculeux peut avoir à guérir, mais ils n'interviennent pas directement.

Aussi, je le répète, en dehors de ces adjuvances simples, qui sont les meilleures à vulgariser et à employer jusqu'à présent, *le remède de la tuberculose est inconnu*, on ne peut pas formuler ce qui représenterait sûrement le traitement propre de cette affection. — Ecoutez ce que dit Kobert, un des maîtres des sciences pharmacodynamiques et thérapeutiques :

« D'après une statistique embrassant les résultats obtenus par le traitement médicamenteux de 5o.ooo tuberculeux, soignés par 2oo médecins éminents qui ont bien voulu répondre à un questionnaire que je leur avais envoyé ; d'après des faits qui me sont personnels et ceux que j'ai trouvés consignés dans la littérature, je crois pouvoir tirer les conclusions suivantes :

« Les expériences faites sur les animaux, avec les diverses substances médicamenteuses et pharmaceutiques, montrent *que nous ne possédons pas encore le médicament réellement spécifique de la tuberculose pulmonaire*.

« La tuberculose pulmonaire, *au début*, peut être efficacement combattue par le traitement hygiéno-diététique, qui n'a guère besoin d'être aidé par un traitement médicamenteux.

« Pour la tuberculose miliaire, ainsi que pour la phtisie galopante, nous ne possédons à l'heure actuelle aucun médicament, aucune médication capables d'arrêter la marche fatale de la maladie, ni même de retarder la mort. »

Est-ce assez clair ?

Pourtant on a ordonné et on ordonne des médicaments ! Mon Dieu, il faut bien essayer de faire quelque chose, et un médecin qui, après examen d'un malade, ne formulerait pas..... ne serait pas un médecin.

Les prescriptions thérapeutiques, les formules, les spécialités à l'usage des tuberculeux sont nombreuses ; mais que valent-elles ?

Leur très grand nombre est la seule preuve à invoquer de leur presque inefficacité et de leur impuissance. Si une seule était bonne, il n'y en aurait pas tant !

Nous n'avons donc plus qu'une chose à espérer, et c'est, d'ailleurs, à cette solution que s'arrête Curschmann, c'est que l'avenir nous donnera peut-être la médication spécifique de la tuberculose.

Dans tous les cas, elle est à chercher, cette médication, et si sa découverte répond aux vœux de tout le monde, il faut avouer que la tâche est difficile.

En effet, le problème ne comprend pas seulement la destruction du bacille et la neutralisation de ses poisons, mais il comporte parfois la reconstitution d'un organisme complètement épuisé, complètement ruiné. Mais est-ce une raison pour se croiser les bras ?

En fait, si la tâche est difficile, nous ne savons pas encore si elle est impossible, et ce n'est pas à l'époque où la science brille de son plus vif éclat et nous étonne par ses découvertes que, pour ce cas particulier, nous sommes en droit de proclamer sa faillite et sa déchéance !

Oui, il faut chercher, mais pour cela il importe d'abord d'en donner les moyens; on doit mettre ces moyens à la disposition de la médecine expérimentale, source incontestable de tous les progrès de l'art de guérir; on doit encourager ceux qui se consacrent à son culte.

Certes, on a bien offert aux savants des récompenses alléchantes; il existe, notamment, à l'Académie de médecine, un prix formidable de 24.000 francs de rente à la disposition de celui ou ceux qui trouveront le remède de la tuberculose ; mais c'est une trop belle montre à l'extrémité d'un mât de cocagne où personne n'est vraiment en mesure de grimper !

Pensez-vous, du reste, que les chercheurs de laboratoire aient besoin d'un aussi gros appât pour songer à réaliser une grande œuvre ?

Croyez-le, ils trouvent trop de satisfaction dans le seul fait d'avoir contribué à une découverte brillante et utile, pour songer à autre chose qu'à cette simple récompense morale. Ils sont généralement modestes comme fortune et comme situation, mais ce qu'ils ambitionnent particulièrement, c'est un laboratoire bien organisé et bien doté, pour réaliser les conceptions qu'ils poursuivent.

Les généreux bienfaiteurs qui songent à fonder des prix rendraient, je crois, de plus grands services et parviendraient mieux à satisfaire leur désir d'encourager les progrès de la science, en subventionnant les travaux scientifiques. L'argent d'un prix est un capital qui peut ne rien produire ; celui dont les intérêts vont à des laboratoires de recherches, rapporte constamment.

C'est, d'ailleurs, ce que quelques amis des sciences ont déjà parfaitement compris, et parmi eux on ne peut se dispenser de citer M. Audiffred, député de la Loire, qui jusqu'à présent s'est dévoué, autant qu'il est possible de le faire, à ce mode d'encouragement des travaux scientifiques, en obtenant, notamment, qu'une partie des revenus du pari mutuel soit mise à la disposition des savants, et consacrée à subventionner des recherches sur les maladies infectieuses, la tuberculose en particulier.

<table><tr><td>La voie à explorer et les moyens à mettre en œuvre, dans la recherche du traitement de la tuberculose.</td><td>

Personnellement, il y a longtemps que j'ai l'esprit obsédé par une idée bien arrêtée, qui trouve son origine dans tout ce que je vous ai dit relativement aux ravages et aux conditions de curabilité de la tuberculose. Il m'a semblé que la direction imprimée à la plupart des nombreux travaux qui ont été faits, n'a pas été suffisamment orientée du côté de la seule voie qui mérite d'être explorée à fond : la voie qui peut conduire à la connaissance *exacte* et complète du terrain favorable à la maladie, et des conditions de défense et de résistance de l'organisme.

Tout en en reconnaissant depuis fort longtemps l'importance, on ne s'est pas suffisamment occupé de cette question du terrain; on a beaucoup étudié le microbe et ses sécrétions, mais on a relativement peu approfondi la recherche spéciale des qualités particulières du malade.

L'étude du microbe n'a pourtant pas été stérile à ce point de vue-là, car elle a appris combien sont variables les résultats que l'on obtient parfois, lorsqu'on cultive le bacille de Koch en milieux artificiels. Les qualités qu'exige ce bacille du terrain qu'on lui offre sont de celles qui ressortent le mieux, et que nombre de bactériologistes ont parfaitement signalées. Tout récemment encore, je voyais mon savant maître, M. Arloing, obtenir, avec des cultures sur divers milieux, des résultats fort curieux à cet égard.

D'autre part, en prenant connaissance des recherches faites un peu partout, et dans des laboratoires très différents comme desti-</td></tr></table>

nation, il m'a paru qu'en présence d'une aussi grave question, il y aurait un immense intérêt à voir se réaliser une *spéciali-sation*.

La tuberculose et son traitement, étant étudiés séparément par des cliniciens, par des thérapeutes, par des physiologistes, par des bactériologistes, etc., qui, naturellement, poursuivent leurs recherches, chacun dans un champ particulier et à des points de vue assez spéciaux, j'ai pensé qu'un groupement de tous ces efforts, qu'une réunion, une association de ces différentes branches médicales et expérimentales, dans un même établissement et sous une même direction, pourraient avoir les plus heureuses conséquences.

J'ai surtout été frappé par cette constatation, que jusqu'ici la chimie n'a pas apporté à l'étude de la tuberculose tout ce qu'elle peut et doit lui apporter. Les renseignements déjà importants que l'on possède de ce côté, ne sont certainement pas en proportion avec ce que l'on est en droit d'espérer du concours de la chimie biologique.

Pourquoi ne pas mettre en œuvre simultanément, et ne pas combiner les ressources de la physiologie, de la chimie biologique et pharmacodynamique, de la bactériologie, de la thérapeutique physiologique, de l'observation clinique et de la thérapeutique appliquée, en vue du but qu'il s'agit d'atteindre ?

Et l'idée d'un Institut spécial de recherches, exclusivement consacré à la tuberculose et à l'étude de ses moyens de guérison, s'est imposée tout naturellement à mon esprit.

Nous en avons causé souvent avec mon ami Dumarest, à qui je l'ai communiquée tout d'abord, et, tout bien examiné, cette idée a fini par nous paraître réalisable.

Certes, serait-ce faire trop d'honneur à l'effroyable maladie, que de créer pour elle ce qui existe déjà depuis longtemps pour des affections beaucoup moins meurtrières, telles que la rage et la diphtérie, par exemple ?

Personne, j'en suis sûr, ne peut le penser !

Cette conception que je caressais en silence, serait peut-être restée assez longtemps à l'état de rêve, si je n'avais trouvé en mon ami. M. Fleury Ravarin, député du Rhône, un collaborateur éclairé, qui s'est chargé de lui faire prendre un corps.

Mis complètement au courant de la question, M. Fleury Ravarin en a immédiatement saisi l'importance. Il a vu l'immensité du mal et la grandeur des services que l'on pourrait rendre ; aussi, disposant, par sa situation, de moyens que je ne pouvais avoir tout seul, il a bien voulu s'associer à moi pour chercher les procédés pratiques de réaliser la création d'un Institut antituberculeux, d'un établissement qui, pour traduire ma pensée d'une façon saisissante pour tous, serait l'Institut Pasteur de la Tuberculose : le monument de défense qui peut être le plus puissant, puisqu'il doit réaliser une *spécialisation* d'hommes et de moyens d'étude.

L'étendue des ravages et le péril qui en résulte pour la Société étant des arguments suffisants à faire valoir au Parlement, M. Ravarin était sur le point de demander ouverture d'un crédit pour créer cet Institut, quand heureusement, nous avons eu la bonne fortune de nous rappeler que, déjà, sous l'inspiration de M. Sabran, l'Œuvre lyonnaise des tuberculeux avait songé à annexer un laboratoire au sanatorium d'Hauteville. *Ce laboratoire est formellement prévu dans ses statuts.*

Cette idée de l'éminent et dévoué président des Hospices de Lyon, d'établir un foyer de recherches scientifiques *à côté d'un sanatorium, dans un pays destiné à devenir un centre important de phtisiothérapie,* pouvait être trop féconde en résultats heureux pour que nous ne cherchions pas à en tirer parti. Nous l'avons adoptée — tout en en laissant l'entier mérite à son auteur, — et nous avons fait auprès de M. Félix Mangini, président de l'Œuvre lyonnaise des tuberculeux indigents, la démarche qui s'imposait, puisque le sanatorium d'Hauteville paraissait tout indiqué, pour avoir à ses côtés le nouvel établissement dont la création allait être demandée à l'Etat.

Création de l'Institut antituberculeux par l'Œuvre lyonnaise des tuberculeux indigents.

L'accueil que nous a fait M. Mangini a été des plus encourageants et a considérablement simplifié les choses. Voici, en effet, rapporté par M. Ravarin lui-même, quel a été le résultat de notre démarche :

« Voyant dans notre projet la réalisation grandiose de l'idée qu'ils avaient eue primitivement d'ajouter un laboratoire bacté-

riologique au sanatorium d'Hauteville, MM. Mangini et Sabran
ont, au nom de l'Œuvre lyonnaise des tuberculeux, accepté
spontanément, et avec un esprit de décision qui leur fait le plus
grand honneur, les charges de la construction et de l'organisation
de l'Institut antituberculeux. Ils nous ont laissé seulement le soin
de trouver les moyens d'assurer son existence et son fonctionne-
ment.

« Ainsi, grâce à la généreuse initiative des hommes de bien qui
sont à la tête de l'Œuvre du sanatorium lyonnais, *la création de
l'Institut antituberculeux n'est plus un projet, elle est aujour-
d'hui décidée :* la construction des laboratoires est commencée, le
personnel scientifique dirigeant est désigné, et c'est avec un véritable sentiment de satisfaction que nous signalons cet heureux
résultat.

« Le sanatorium d'Hauteville-en-Bugey, le premier sanatorium
français qui va ouvrir ses portes aux tuberculeux indigents et
sera inauguré solennellement, en octobre prochain, par M. le
Président de la République, aura, à côté de lui le foyer scientifique où l'on songera sans relâche aux malheureux phtisiques qui,
dans l'état actuel de la science, sont condamnés à une mort certaine. »

Voilà où nous en sommes : *l'Institut antituberculeux est créé.*
Souhaitons que l'État ne lui refuse pas le concours moral et
pécuniaire que M. Ravarin sollicite maintenant et que nous
attendons.

Dans tous les cas, c'est le premier établissement de ce genre
qui fonctionnera, aussi bien en France qu'à l'étranger ; il constitue
certainement un progrès, et peut marquer, je le crois, une date
importante dans l'histoire de la lutte contre la tuberculose.

Cette création, d'origine lyonnaise, dans un milieu lyonnais et
par des Lyonnais, donnera à l'Œuvre des tuberculeux indigents
de notre ville un relief mérité, et, si elle atteint son but, elle lui
apportera la grande satisfaction que l'on trouve toujours dans le
bien que l'on fait et dans les services que l'on rend.

Pour terminer, je n'ai plus qu'à vous donner quelques explica-
tions complémentaires sur la justification, l'organisation et le
programme des travaux de l'Institut antituberculeux.

Objection faite à la création de l'Institut antituberculeux.

On pourra nous objecter d'abord, que songer à créer pour la tuberculose un Institut spécial, analogue à ceux qui existent depuis longtemps pour la rage et la diphtérie, est une idée dont les résultats pratiques et immédiatement utiles ne se comprennent pas bien, attendu que nous ne connaissons pas le remède de la tuberculose, tandis que, lors de la création du premier Institut antirabique, on possédait déjà le vaccin sauveur.

Cela est parfaitement exact : mais nous répondrons à l'objection, par les arguments suivants :

La rage et la tuberculose.

Premièrement, nous ferons remarquer que la question de la rage qui, à très juste titre, a tant passionné le monde scientifique et le public, est loin pourtant d'être aussi grave que celle de la tuberculose.

D'après une statistique figurant dans un article du dictionnaire des sciences médicales, article signé du professeur Brouardel, on peut constater que la rage, avant la grande et mémorable découverte de Pasteur, ne faisait pas annuellement, *en France*, un nombre de victimes bien considérable : de 1850 à 1872, les chiffres les plus élevés sont 66 et 64 par an ; certaines années, le nombre d'individus morts de la rage n'a pas dépassé 12, 22, 28, 37, etc., pour la France entière. — Nous sommes loin des 150.000 victimes inscrites à l'actif de la tuberculose !

D'après un rapport lu à l'Académie de médecine par Leblanc, il y a eu, à Paris, 5 cas de mort par la rage en 1880, 17 en 1881, 11 en 1882, 6 en 1883, 3 en 1884 : or, dans la même ville, la tuberculose tue en moyenne 12.000 individus par an.

Essayez de faire la comparaison !

Mais, dira-t-on, la rage est une maladie effrayante : ses symptômes sont particulièrement pénibles, et les conditions dans lesquelles elle produit la mort sont horribles : son nom seul fait trembler d'épouvante ! C'est entendu : mais le spectacle d'un malheureux qui meurt de méningite tuberculeuse, dans des convulsions atroces, la vue du phtisique qui râle et asphyxie sur un lit d'agonie sont-ils moins effrayants ?

S'il y a une différence, la voici : le phtisique dure et souffre plus longtemps !

Donc, en présence d'une situation exceptionnellement grave,

on est autorisé à tout tenter pour y porter remède, et nul ne peut contester qu'un Institut antituberculeux spécial ne représente un puissant moyen d'action

Comme deuxième argument, nous vous dirons que la création d'un Institut n'implique pas la simple mise en œuvre de procédés connus, la seule application d'une découverte déjà faite. C'est tout le contraire qui est vrai.

Comme le nom l'indique, un institut, c'est une institution, un groupement d'individus, de choses ou de moyens en vue d'un but déterminé.

Un institut, c'est un centre d'étude auquel il appartient de faire progresser l'idée à laquelle on le consacre.

Nous avons des instituts affectés à des sciences particulières, comme déjà il en existe qui sont affectés à des maladies : Institut de chimie, Institut bactériologique, Institut de médecine expérimentale, Institut antirabique, etc. La tuberculose a donc, elle aussi, son Institut spécial, dans lequel on poursuivra l'étude de son traitement et la recherche de ses moyens de guérison.

Enfin, comme troisième argument, je dirai : *Si nous n'avons pas le remède, nous avons la notion ferme et exacte de ce que nous voulons faire :* nous connaissons la voie dans laquelle nous voulons nous engager pour essayer d'atteindre le but. Nous avons un programme de travaux et de recherches et une organisation expérimentale en rapport avec sa réalisation.

Les bases de ce programme, les voici :

Je vous ai dit plus haut que la première indication qui me paraissait s'imposer, est la connaissance des qualités particulières du malade : que la voie qui, dans l'état actuel des sciences cliniques et thérapeutiques, me paraît la plus logique et doit tout d'abord être explorée à fond, est celle qui peut nous conduire à la connaissance précise et complète du terrain tuberculeux.

Tout nous le démontre. J'ajouterai même que l'étude de ce terrain, envisagé dans ses rapports avec les affinités morbides et les prédispositions tuberculeuses, est une notion très ancienne en médecine, notion à laquelle on accordait autrefois un intérêt primordial et que beaucoup de savants ont su faire ressortir. Depuis la découverte du bacille de Koch, elle a repris un regain d'importance, et nul aujourd'hui ne méconnaît sa valeur.

D'ailleurs, il n'y a pas que pour la tuberculose qu'on en a compris l'importance : mais si je dois rappeler cela, je ne puis, ici, citer toutes les grandes questions de pathologie générale, appliquées à la contagion, qui ont pour base fondamentale la notion du terrain. — Je reviens donc à mon sujet.

Le bacille de Koch est partout, les tuberculeux nous entourent : nous introduisons tous plus ou moins de germes dans nos narines et nos voies respiratoires, et, certes, si nous sommes ensemencés, nous ne devenons pas tous tuberculeux. Pourquoi ?

C'est parce que tous nous n'avons pas le terrain favorable.

Terrain favorable et terrain défavorable à la tuberculose

Par contre, il est des individus qui ont, pour le bacille de Koch, une affinité réelle et qui sont vraiment des prédestinés à la tuberculose.

Le professeur Landouzy, qui, avec beaucoup d'autres d'ailleurs, s'est intéressé à la question du terrain tuberculeux, mais a, plus que les autres, cherché à bien signaler et stigmatiser les individus qui le possèdent, a dit ceci :

« Tout démontre aujourd'hui — l'observation clinique et l'expérimentation — que l'infection tuberculeuse et l'intoxication tuberculineuse ne réussissent que sur des organismes prédisposés, que sur des sujets qui ne disposent pas de défenses suffisantes, par suite de certaines propriétés innées ou acquises, permanentes ou momentanées. »

Mais cette conception du terrain favorable est complétée par celle, non moins importante, du rôle des défenses organiques spontanées et de l'état de résistance qu'acquièrent les malades qui guérissent.

En effet, s'il y a des prédisposés, il y a des individus qui peuvent être considérés comme presque réfractaires.

Par exemple, il est une constatation clinique qui peut faire grand plaisir à pas mal de gens, parmi ceux qui ont la crainte salutaire du bacille de Koch.

Tuberculose et arthritisme.

Il paraît démontré que l'arthritisme et la tuberculose font très mauvais ménage ; que le sol arthritique, l'organisme du rhumalisant et du goutteux, se prêtent mal à la culture du microbe tuberculeux.

Pourquoi ? Question de qualité de terrain probablement.

Le Dr Boureau résume ainsi, en les opposant, les différences qui sépareraient le terrain tuberculeux et le terrain arthritique :

Terrain tuberculeux. — Déminéralisé. Pauvre en chlorure, aux dépens de la chaux et de la potasse. Hypoacide.

Terrain arthritique. — Surminéralisé. Riche en chlorure, aux dépens de la soude et de la magnésie Hyperacide.

Quelle que soit la valeur exacte des différences précises contenues dans ces formules, on ne peut nier les faits de la clinique, et quand des observateurs comme Pidoux, Cornil et Hérard, etc., les ont appuyés de leur autorité, on ne doit pas les négliger.

Écoutez ce que disent Hérard et Cornil : « Sur cent soixante tuberculeux de notre service hospitalier, examinés à ce point de vue avec le plus grand soin, c'est à peine si cinq ou six nous ont accusé, dans leurs antécédents morbides, un rhumatisme caractérisé. On dirait véritablement qu'il existe une sorte d'antagonisme entre le rhumatisme et la tuberculisation. »

Pidoux est non moins affirmatif :

« La présence de l'élément arthritique, chez un phtisique, imprime à la phtisie une résistance et un retard d'évolution remarquables, qui feront singulièrement contraster l'état général du phtisique avec son état local. Il y a, dans ce cas, une sorte d'antagonisme entre l'arthritisme et la tuberculisation, à tel point qu'un arthritisme franc et vigoureux exclut la tuberculisation et que, dans le traitement de la phtisie, on doit chercher par-dessus tout à provoquer les reliquats arthritiques, pour retarder la marche de la tuberculisation. »

Enfin, comme complément, je vous dirai que les observations faites par Cotton, sur mille phtisiques, ne lui ont fait découvrir parmi eux que six rhumatisants.

Les inconvénients et les dangers à courir étant loin de se ressembler dans l'un et dans l'autre cas, c'est presque à souhaiter de devenir au plus vite rhumatisant et goutteux pour échapper aux dangers de la tuberculose ! Mais, de ce côté-là, je crois que beaucoup sont bien servis !

Dans tous les cas, si le rhumatisant a une façon particulière de résister et de se défendre contre l'infection tuberculeuse, il n'en est pas de même du *diabétique*, qui, au contraire, constitue un excellent terrain pour le bacille de Koch.

Je vous parlais plus haut de différences notables dans la minéralisation de l'organisme tuberculeux et de l'organisme arthritique ; ça me rappelle, à un point de vue un peu différent, mais qui néanmoins peut avoir des rapports avec celui-ci, des résultats expérimentaux signalés, le 29 juillet 1899, à l'Académie des sciences, par MM. Charrin, Guillemonat et Levaditi.

Ces résultats sont relatifs à l'action des matières minérales et des acides organiques sur les variations de la résistance et les modifications de l'économie.

En somme, Charrin, Guillemonat et Levaditi ont injecté pendant plusieurs mois, à des séries de lapins, des sels de soude ; à d'autres séries, des acides ; puis ils ont inoculé à ces animaux une égale dose d'une culture de bacille pyocyanique (microbe du pus bleu) déterminant la mort des témoins en deux ou trois jours : or, les animaux acidifiés ont péri au bout de dix-huit à quarante heures, tandis que ceux qui avaient été minéralisés ont résisté de une à quatre semaines.

Les expérimentateurs se sont assurés que cette résistance des lapins minéralisés était en rapport avec des modifications organiques spéciales, justifiant la stimulation des défenses et la part active prise par l'organisme dans leur mise en œuvre.

Dans ces recherches, il ne s'agit pas du microbe de la tuberculose, mais les résultats obtenus sont, à un point de vue général, des plus intéressants.

En effet, abstraction faite de la question de minéralisation, qui paraît jouer un rôle important dans la constitution du terrain tuberculeux, ces expériences confirment un fait depuis longtemps signalé par le professeur Bouchard, fait qui, lui aussi, a des rapports avec les conditions dans lesquelles doit avoir lieu la résistance à la tuberculose.

M. Bouchard a insisté beaucoup sur la part de l'organisme, du terrain par conséquent, dans la genèse des éléments de défense ;

il a fort bien indiqué qu'au nombre des procédés qu'utilise l'organisme pour lutter contre les microbes pathogènes, figurent certaines propriétés des humeurs, ajoutant que, parmi ces propriétés humorales, il en est qui sont favorables ou défavorables à la vie, à la pullulation ou à l'activité sécrétoire des microbes.

Au fond, tous ces changements, toutes ces aptitudes ou inaptitudes dérivent de modifications plus ou moins profondes et durables de la nutrition.

Tout converge donc absolument vers l'idée fondamentale qu'il faut se faire des conditions de prédisposition, de défense et de guérison de la tuberculose.

Le traitement hygiéno-diététique, actuellement employé, de même que le remède plus complet et plus général à trouver, ne paraissent pas devoir s'écarter de ces diverses conceptions.

En résumé, il est évident qu'il y a des organismes prédisposés à la tuberculose ; d'autres qui, au contraire, lui opposent une résistance naturelle considérable.

Cet état de résistance, s'il n'existait pas antérieurement à l'infection, peut se constituer au cours de l'évolution de la maladie, chez les sujets dont l'organisme se défend, dont l'état s'améliore ou qui guérissent.

Enfin, quand la tuberculose guérit, c'est presque toujours spontanément, par les seuls efforts de la nature et la modification du terrain ; modification que l'on peut favoriser par les procédés d'hygiène et de diététique.

Partant de là, voici le problème, tel qu'il se pose :

Connaître à fond, d'une part, les caractères et qualités de l'organisme prédisposé ou infecté, d'autre part, les caractères et qualités de l'organisme en état de résistance, pour, à l'aide de médicaments ou tout autre moyen, modifier les uns et réaliser les autres.

Changer le terrain tuberculisable ; produire le terrain qui résiste. Voilà ce qu'il faudrait pouvoir faire.

Pourquoi, par exemple, ne parviendrait-on pas à constituer, artificiellement, un terrain organique aussi défavorable que le terrain arthritique ? — Pidoux y avait pensé. Boureau l'a tenté, par l'administration de phosphate et de tanno-phosphate de créosote.

Résumé et énoncé du problème à résoudre.

En somme, pour choisir la voie et la direction à imprimer aux travaux de l'Institut antituberculeux, nous avons utilisé la conception de l'importance du terrain, conception déjà très heureusement mise à contribution dans l'indication des prédispositions tuberculeuses, en vue de prévenir la maladie.

Nous avons alors arrêté le programme suivant, qui fixe la part de chacune des forces dont nous allons disposer :

Aux laboratoires de **Physiologie**, secondés par les laboratoires de **Chimie biologique**, on poursuivra toutes les recherches relatives à la connaissance de l'organisme tuberculisable ou tuberculisé. Par l'observation du malade, aidée de l'expérimentation sur les animaux, on s'efforcera d'analyser toutes les modifications physiologiques des organes et des humeurs, modifications de la nutrition et modifications fonctionnelles, chez les sujets en puissance de tuberculose ou en état de résistance.

L'ensemble de ces travaux, qui seront longs et minutieux, doit conduire à la connaissance, aussi complète que possible, du terrain tuberculeux.

Parallèlement, au laboratoire de **Thérapeutique physiologique** et de **Pharmacodynamie**, on étudiera tous les procédés, traitements et remèdes divers, capables de renforcer ou de créer l'état de résistance. On s'intéressera à l'analyse des modifications imprimées à l'organisme et au terrain, par les divers agents physiques, diététiques ou médicamenteux, employés dans la lutte contre la tuberculose.

La direction qui sera donnée à la plupart des travaux du laboratoire de thérapeutique physiologique dépendra beaucoup des résultats obtenus dans les recherches de physiologie et de chimie biologique.

Les laboratoires de **Bactériologie** auront des services immédiats à rendre au sanatorium, pour compléter l'examen clinique des malades ; mais ils auront, de plus, à fournir à l'expérimentation les cultures et produits microbiens qui seront utilisés dans les recherches et devront même être étudiés.

Le rôle des associations microbiennes, dans la constitution ou la préparation du terrain tuberculeux et dans les infections secondaires, étend le champ des investigations auxquelles participeront activement les laboratoires de bactériologie.

Les études d'hygiène trouveront naturellement leur place dans ces laboratoires.

Au laboratoire d'**Anatomie pathologique**, qui ne servira qu'à compléter certaines recherches expérimentales. on aura à se préoccuper de toutes modifications apportées dans la nature et la marche des lésions tuberculeuses chez les animaux, par les diverses influences et les différents agents ou remèdes utilisés dans la lutte contre l'évolution de la maladie.

Notre but est donc de faire poursuivre les observations et expériences. à l'aide de tous les moyens dont disposent la physiologie. la chimie biologique et la bactériologie, en vue d'aboutir à la connaissance aussi exacte que possible : 1° de ce qui constitue les qualités statiques et dynamiques du terrain organique favorable au bacille de Koch ; 2° de ce qui constitue l'état réfractaire ou de résistance.

Nous chercherons après cela. ou simultanément, à réaliser ce que doit être l'état réfractaire, de défense ou de résistance.

Enfin, je tiens à bien faire remarquer que. pour la plupart de nos recherches. nous accorderons à la chimie un rôle des plus importants ; c'est sur elle. et sur les renseignements nombreux que nous lui demanderons. que j'espère le plus et que je compte surtout. — Il y a tellement d'inconnues à dégager de ce côté-là !

Il est une autre catégorie d'études que nous ne perdrons pas de vue. c'est celle qui se rapporte aux diverses actions médicamenteuses utilisées dans le traitement des tuberculeux ou des accidents multiples de la tuberculose.

Médicaments et tuberculose.

Comme il n'y a rien d'irrationnel à cela. des cliniciens et des thérapeutes éminents y ayant songé avant nous. nous n'oublierons pas non plus que, *peut-être*, dans certaines associations thérapeutiques se trouvera le traitement spécifique de la tuberculose, et, s'il y a lieu, nous le chercherons.

Les études particulières de pharmacodynamie ne doivent pas être négligées ; les résultats qu'elles ont donnés jusqu'ici ne sont pas, il est vrai, des plus encourageants, mais pourtant ils n'ont pas toujours été nuls.

Comme les tentatives faites dans cette direction sont extrêmement nombreuses, on ne peut les citer toutes mais, parmi les plus récentes, je rappellerai celles de Richet et Héricourt.

Ces physiologistes ont étudié l'action de la térébenthine, en inhalation ou en injections veineuses, sur l'évolution de la tuberculose expérimentale chez le chien, et ils ont obtenu des résultats particulièrement intéressants.

La térébenthine est une des substances que les médecins ont administrées dans la tuberculose; Richet et Héricourt ont cherché à préciser expérimentalement sa valeur, et de leurs essais ils ont tiré les conclusions suivantes :

« Nous pouvons dire que les inhalations ou les injections de térébenthine, si elles guérissent rarement la tuberculose expérimentale, presque toujours, elles en retardent notablement l'évolution, de manière à faire vivre les animaux inoculés, deux fois plus de temps. »

Je ne rappelle ces expériences que pour démontrer que les études de pharmacodynamie, appliquées à la tuberculose, ne sont pas absolument stériles, et qu'il n'y a rien d'illogique à supposer que tels résultats jusqu'alors imparfaits pourront peut-être, dans des conditions différentes ou avec d'autres agents, devenir plus satisfaisants.

Sérothérapie et toxinothérapie dans la tuberculose.

Vous remarquerez que nous ne nous préoccupons pas de l'emploi des procédés sérothérapiques et toxinothérapiques divers, qui ont eu leurs moments de faveur; c'est qu'en réalité, bien qu'ayant eu, eux aussi, la prétention d'agir sur l'évolution tuberculeuse, par modification du terrain ou de la qualité des humeurs, ils n'ont pas répondu aux espérances que l'on fondait sur eux.

L'introduction dans l'organisme de produits microbiens, d'éléments immunisants, bactéricides ou antitoxiques, par injection de *tuberculines* ou de *sérums*, n'a donné que des résultats inconstants et fort peu probants. Ce serait, à l'heure actuelle, perdre son temps que d'entreprendre quoi que ce soit de ce côté;

j'ai même, jusqu'à preuve contraire — et je ne suis pas seul à penser ainsi — j'ai, dis-je, la conviction que, pour la tuberculose, il n'y a pas grand' chose d'utile à poursuivre dans cette voie.

Vous voyez, Mesdames, Messieurs, que quand nous nous sommes arrêtés à l'idée, non pas d'un simple laboratoire annexe, mais d'un Institut antituberculeux complet, bien spécialisé et bien armé, associant toutes les forces de la science jusque-là divisées et éparpillées, nous savions parfaitement ce que nous voulions poursuivre.

On veut bien me faire le grand honneur de me confier la direction de cet Institut; c'est une tâche assez lourde que celle-là, mais elle est aussi bien passionnante.

Sera-t-elle au-dessus de mes forces? Je ne puis le dire encore; dans tous les cas, elle ne sera pas au-dessus de mon dévouement et de mon activité.

D'ailleurs, je peux avoir grande confiance en l'avenir, car je ne marcherai pas sans conseils autorisés, ni sans direction compétente. En effet, mon excellent et savant maître, M. le professeur Arloing, placé à la tête de l'organisation comme directeur-inspecteur, apportera à l'Institut, non seulement sa haute autorité scientifique, mais sa participation de travail active et constante; il sera là souvent ou communiquera sans cesse avec nous, pour nous conseiller et nous inspirer.

Puis enfin, le Dr Dumarest ne sera-t-il pas toujours notre collaborateur fidèle et précieux? Lui qui, plus que tout autre, sait parfaitement tout ce qu'il y a à faire pour la tuberculose, et n'ignore pas quelle part importante la clinique doit apporter aux travaux de l'Institut, contribuera certainement avec nous à la réalisation de l'idée que nous devons poursuivre.

Cependant, malgré tout cela, nous n'avons pas la prétention de croire que nous sommes prédestinés à faire la grande découverte; ce serait plus qu'absurde. Nous travaillerons, c'est tout ce que nous pouvons affirmer, mais nous croyons, de plus, que nous travaillerons dans des conditions exceptionnellement avantageuses.

Quoi qu'il arrive et quoi qu'il fasse, l'Institut antituberculeux

Résultats que l'on peut espérer des travaux de l'Institut antituberculeux.

ne sera ni muet, ni stérile : il accumulera sûrement des matériaux précieux, *car il n'est pas d'expérience bien conduite qui n'ait sa valeur et ne donne un résultat.* — Quand celui que nous désirons se présentera-t-il ? C'est ce que personne n'est en mesure de dire ; mais il peut se présenter.

Toutefois, j'estime que si l'on n'arrive pas à la connaissance du remède cherché — ce que nous ignorons, je le répète — *on entassera des documents et des faits, qui tôt ou tard pourront y conduire :* de telle sorte que, soit de notre côté, soit dans des institutions similaires, édifiées sur le modèle de la nôtre, soit dans tout autre centre de recherches, il se pourra qu'on donne un jour le bon coup de pioche sur le filon sauveur.

D'ailleurs, l'Institut d'Hauteville ne sera pas un établissement fermé ; il ouvrira ses portes toutes grandes aux savants qui voudront y venir travailler et auront le loisir de poursuivre, dans ses laboratoires, les idées particulières qu'ils pourront avoir, pourvu qu'elles répondent à son but. Il mettra ses moyens de travail à la disposition de tous les chercheurs, et représentera ainsi, dans une certaine limite, un centre d'études où pourront converger beaucoup d'efforts, beaucoup de bonnes volontés, dans la lutte contre la tuberculose.

Vous voyez que nos aspirations sont grandes, beaucoup plus grandes assurément que les rentes dont nous disposons à l'heure actuelle. Mais quand on veut atteindre son but, il faut viser un peu haut, et d'autant plus haut que ce but paraît plus éloigné.

L'Institut demande à l'État une dotation annuelle de 15.000 francs : c'est peu, pour parer aux frais du nouvel établissement, mais c'est pourtant une subvention qui assurera, au moins, son existence, en attendant qu'il ait de plus belles ressources.

Pour la constitution de ces ressources, ne pouvons-nous pas espérer encore en l'initiative privée ?

Oh, je sais fort bien que, quelle que soit la générosité et les sentiments charitables et humanitaires des bienfaiteurs auxquels notre appel s'adresse, il y a une limite à tout. On a exercé et on exerce sur eux, par tous les moyens et pour toutes sortes de choses, un véritable pressurage ; mais est-ce une raison pour désespérer ?

La généreuse initiative de ceux qui font construire l'Institut antituberculeux est un trop bel exemple, pour ne pas susciter des imitateurs.

D'ailleurs, le but que nous poursuivons intéresse tout le monde ; aussi faisons-nous appel à toutes les fortunes, et avec ceux qui, déjà, ont annoncé la belle création réalisée par l'Œuvre lyonnaise des tuberculeux, nous disons :

Si tous ceux à qui la tuberculose a fait verser des larmes ; si les familles riches qu'elle a plongées dans un deuil cruel et qui, malgré leur fortune, se sont heurtées à l'impuissance des forces humaines et de la médecine; si tous ceux qui, à une époque douloureuse de leur existence, ont désiré ardemment un remède et auraient tant donné pour que l'on trouvât le moyen de guérir l'impitoyable maladie ; si tous ceux-là se souvenaient et apportaient leur offrande, quel beau capital à mettre à la disposition de l'Œuvre lyonnaise des tuberculeux et de l'Institut qu'elle vient de créer !

Ayons donc confiance et surtout faisons des vœux ardents pour que les multiples efforts, dépensés actuellement en faveur de la lutte contre le fléau, aboutissent rapidement, et pour que, dans un avenir prochain, la science nous révèle enfin le précieux secret de la guérison de la tuberculose.

Lyon. — Imp. A. REY, 4, rue Gentil. — 22823.